Végétarisme et Longévité

PAR

M. Henri COLLIÈRE

Étudiant en médecine.

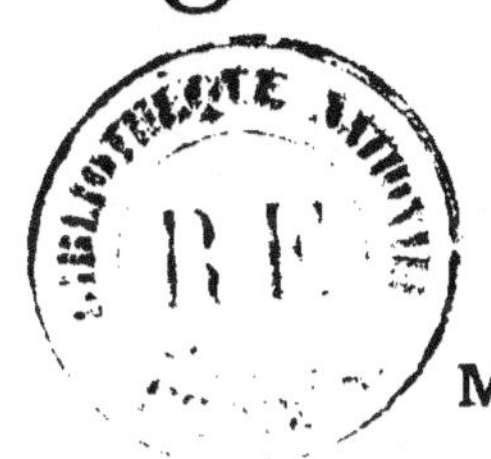

Prix : 60 centimes.

PARIS
Société Végétarienne de France
24, RUE CHARLOT, 24

1905

VÉGÉTARISME ET LONGÉVITÉ

par M. HENRI COLLIÈRE

étudiant en médecine.

*Conférence donnée à la Société végétarienne de France,
le 14 janvier 1905.*

MESDAMES, MESSIEURS,

L'élixir de longue vie a été depuis fort longtemps le rêve de bien
des poètes et de bien des philosophes; et de nos jours encore, ce capti-
vant problème intéresse au même degré les physiologistes et les
philanthropes. On pourrait en effet mesurer avec assez d'exactitude le
degré de la misère d'un peuple par le taux de la mortalité chez ses
habitants. « A mesure que la vie se prolonge chez un peuple, c'est un
signe qu'il y a pour lui une augmentation proportionnelle de bonheur.
On ne peut arriver à un grand âge lorsqu'on est malheureux » (1).
Chercher à augmenter la longévité d'un peuple, c'est donc, indirecte-
ment, chercher à le rendre plus heureux.

Or, les végétariens vivent incontestablement plus longtemps que les
mangeurs de viande. J'espère vous le prouver tout à l'heure par une
longue suite d'exemples; mais je voudrais auparavant rechercher avec
vous *le comment et le pourquoi* de cette longévité. Si nous arrivons
à démontrer que le régime végétarien doit logiquement prolonger
l'existence, les exemples ne viendront-ils pas ensuite en bonne place
pour nous montrer que la théorie correspond à la réalité et que nous
ne nous berçons pas d'une douce utopie?

(1) S. SMITH. *De l'influence des conditions physiques et morales sur la longévité.*
(*Annales d'Hygiène.* Paris. 1836, p. 87.)

Je ne m'attarderai pas à vous résumer ici la somme très considérable de travaux qui ont été entrepris sur la longévité et le fantastique effort du moyen âge vers la réalisation de la mythologique fontaine de Jouvence.

Nous n'avons pas encore trouvé la quintessence, ni la pierre philosophale ou la teinture de même nom que recherchèrent *Roger Bacon* et *Arnauld de Villeneuve.* Et cependant nous devons notre respect à ces vaillants pionniers de l'alchimie! *Paracelse* avait cru pouvoir prolonger la vie jusqu'à six cents et même jusqu'à mille années et cependant il est mort à l'hôpital dans sa quarante-huitième année. Faut-il donc condamner sans retour l'œuvre du moyen âge? Je ne le pense pas et sans doute serez-vous de mon avis lorsque vous saurez que des savants modernes, de la plus haute valeur, se sont engagés à nouveau dans la voie tracée par le moyen âge, et que l'*Institut Pasteur* en particulier, a repris par une série de travaux actuellement en cours l'œuvre de *Paracelse* en recherchant les moyens de prolonger la vie.

Seulement, comme vous vous en doutez, les méthodes ont considérablement changé depuis le moyen âge. Le but est resté le même, mais le point de départ est différent. Le moyen âge se proposait « de mettre la longévité en formule et de la renfermer dans un flacon de pharmacie ». Les savants de nos jours se sont au préalable posé cette autre question : « QU'EST-CE QUE LA VIEILLESSE, et COMMENT SE PRODUIT LA VIEILLESSE? » Et c'est après avoir résolu cette première partie du problème qu'ils ont cherché à résoudre cette autre question : *Peut-on influencer les causes qui produisent la vieillesse? Est-il possible en un mot de reculer les limites de la vie?*

Etudions donc, si vous le voulez, les modifications de la vieillesse. *Comment vieillisons-nous?*

Étude de la vieillesse et de ses causes.

1º NATURE DE LA VIEILLESSE.

Modifications de l'aspect extérieur du corps et de l'intimité des tissus chez le vieillard. — Modifications du cerveau, du cœur, du poumon, du tube digestif, des reins et du squelette. — La vieillesse est une atrophie généralisée de tous les organes, sauf le cœur. — L'obésité est une complication de la vieillesse.

Vous connaissez tous l'aspect extérieur du vieillard, sa marche plus saccadée, la raideur de ses articulations Son corps se tasse, il se voûte, il se penche vers le sol. L'amaigrissement accompagne généralement ces symptômes. La peau se creuse de sillons et de rides qui deviendront de plus en plus profonds et nombreux.

Avec la vieillesse les *cheveux* s'en vont et leur *chute* est généralement précédée de leur *décoloration*. « Ces fils d'argent, a dit le poète, sont la première trame du suaire ». Les organes des sens perdent leur première finesse, les milieux transparents de l'œil s'épaississent et ne livrent plus que faiblement passage aux rayons lumineux ; les vibrations sonores continuent à frapper l'oreille du vieillard mais son tympan, épaissi, ne les transmet plus à son cerveau.

Ce sont là des modifications extérieures, que l'on voit. Elles ne sont en réalité que le bien pâle reflet des modifications importantes qui se sont accomplies dans l'intimité des tissus. Chacun sait que la chair de vieux animaux est dure et coriace, et souvent, devant un bifteck, les carnivores se plaignent de l'insuffisance de leurs dents. « C'est du cheval, » disent-ils, expression qui correspond assez souvent à la réalité, car vous savez qu'on a surtout coutume d'abattre les chevaux âgés, c'est-à-dire les plus durs. Que font souvent les ménagères lorsqu'elles veulent s'assurer de l'âge d'un perdreau ? Ce perdreau est-il jeune ou est-il vieux ? Est-il dur ou est-il tendre ? C'est là la question... et grave question, je vous assure. Pour la résoudre, on suspend le perdreau par le bec; si le bec plie sous le poids de l'animal, c'est qu'il est jeune, et la *tendresse* de son bec est un sûr garant de celle de ses tissus. Si le bec est dur au contraire, le perdreau n'aura pas l'honneur de servir à la confection du tendre rôti ; mais il ira, perspective beaucoup plus triste pour lui, mijoter des heures entières dans une banale soupe aux choux !

Voici donc une nouvelle notion qui vient s'ajouter à celles que nous possédions déjà sur les signes extérieurs de la vieillesse, LES TISSUS DEVIENNENT DURS, *ils perdent de leur élasticité et de leur souplesse*. Et ce ne sont pas seulement les muscles qui durcissent; tous les autres organes sans exception, le foie et les rognons, par exemple, sont, chez les vieux animaux beaucoup plus durs que chez les jeunes. (*Metchnikof.*)

La fermeté des tissus est-elle donc la caractéristique de la vieillesse?

Et l'esprit d'investigation des savants modernes s'est-il tenu pour satisfait de cette explication ? Aucunement.

Le microscope est venu compléter les notions que le tact nous avait données et grâce au microscope nous possédons aujourd'hui des notions très précises sur les altérations des tissus chez le vieillard.

Voici d'après M. BROUSSE les modifications que l'on constate dans les principaux organes chez le vieillard (1).

---

(1) BROUSSE. *De l'involution sénile. Des modifications organiques et fonctionnelles dans la vieillesse* (*Th. d'agrég.*, Paris, 1886).

Consulter principalement sur la nature et les altérations de la vieillesse :

E. DEMANGE. *Etude clinique et anatomo-pathologique sur la vieillesse*, *Paris* 1886.

BOY TEISSIER. *Leçons sur les maladies des vieillards, faites à l'École de médecine de Marseille. De la senilité en général*, Paris 1895.

RÉVEILLÉ PARISE. *Traité de la vieillesse*, 1853.

DURAND FARDEL. *Traité des maladies des vieillards*, 1873.

CHARCOT. *Leçons cliniques sur les maladies du vieillard*, 1874.

LANCEREAUX. *Passim in : Traité d'anatomie pathologique*, 1875, t. I, p. 38.

ROCHE. *Etude sur le mouvement de désassimilation chez le vieillard*, 1876.

LAUNOIS. *De l'appareil urinaire des vieillards*, Paris, thèse, 1885.

Articles de revues.

PIORRY. *De la vieillesse. Des moyens de combattre la vieillesse... Anciennes et nouvelles doctrines* (*In his. : Clin. méd. chir.*, Paris 1869, pp. 5-19).

QUINUAUD. *De l'atrophie extrême du cerveau des vieillards* (*France médicale*, Paris, 1881, t. II, pp. 508-512).

PILLIET. *Etude histologique sur les altérations séniles de la rate, du corps thyroïde et de la capsule surrénale* (*Archives de médecine expérimentale et d'anatomie pathologique*, Paris 1893, t. V, pp. 520-544).

Le cerveau du vieillard est diminué de volume ; il est aussi diminué de poids (60 à 80 grammes environ). Les méninges, ou membranes protectrices du cerveau, sont épaissies, durcies, parfois même ossifiées en partie. Les artères qui sillonnent la surface du cerveau sont devenues dures et cassantes, ce qui explique la fréquence de l'hémorrhagie cérébrale chez le vieillard. Dans l'intérieur même du cerveau, de petites cavités sont apparues, qui montrent bien jusqu'à l'évidence la raréfaction de la substance cérébrale.

Le cœur du vieillard est lésé dans son enveloppe de protection, le *péricarde*, qui se montre épaissi et parsemé de taches blanches. Mais le MUSCLE CARDIAQUE surtout présente de profondes altérations. Le cœur est gros ; contrairement au cerveau, il est farci de graisse et son poids a considérablement augmenté. Intérieurement le cœur est tapissé d'une fine membrane de revêtement : *l'endocarde*. L'endocarde du vieillard est épaissi et parsemé d'îlots calcaires. Ces mêmes îlots se rencontrent sur les valvules, à la naissance des artères; ils déterminent un épaississement considérable de leur bord libre et en compromettent singulièrement le fonctionnement.

Les artères sont épaissies et calcifiées dans toute leur étendue comme elles le sont à leur origine. Les grands vaisseaux artériels ressemblent à de longs tuyaux osseux. *De toutes les lésions de l'organisme celles des artères sont les plus fréquentes et les plus manifestes chez le vieillard*; et c'est avec raison qu'on a lancé ce mot, qui depuis a fait fortune : *Nous avons l'âge de nos artères (Cazalis).*

On constate chez le vieillard d'importantes modifications de la *cage thoracique.* Indépendamment du tassement de la colonne vertébrale que nous avons vu, les *cartilages* qui réunissent les côtes, en avant, avec le sternum, ont subi une véritable ossification : la mobilité des côtes est donc abolie, *le thorax ne peut plus se dilater.* Quant au *poumon* lui-même, il a pris une teinte grise; le poumon du vieillard est plus petit que celui de l'adulte : son poids a d'ailleurs baissé de 80 grammes environ. La *plèvre*, qui protège le poumon, comme les méninges qui protègent le cerveau, est épaisssie et parfois adhérente.

Le tube digestif, qui présente dans sa texture des fibres musculaires, est légèrement aminci dans toute sa longueur ; mais les glandes annexées à ce tube digestif présentent des modifications beaucoup plus apparentes. Examinez successivement le foie, la rate, le pancréas : chacune de ces glandes a considérablement diminué de volume et de poids. Toutes sont rétractées et durcies et la capsule d'enveloppe qui protège chacune d'elles, est non seulement épaissie, mais adhérente à l'organe.

Il en est absolument de même de cette autre glande qu'est le rein. Le rein sénile est pâle et anémique (*Demange*) mais surtout il est petit, dur, atrophié et rétracté sur lui-même. Là encore, nous voyons la capsule d'enveloppe épaissie et plus adhérente que normalement.

Deux mots peuvent caractériser le squelette du vieillard : il est *léger* et il est *friable*. C'est le double résultat d'une texture particulière : grâce à un processus de raréfaction interne, la substance osseuse s'est résorbée en partie : l'aspect extérieur est resté le même, mais enlevez la couche externe de l'os, ce même os vous apparaîtra chez le vieillard comme une éponge. C'est là ce qu'on a appelé l'*ostéoporose sénile*, et c'est ce qui vous explique que la moindre chute provoquera une fracture chez le veillard et que la consolidation en sera des plus difficiles.

Nous avons suffisamment parlé tout à l'heure des modifications des muscles, de leur dureté et de leur atrophie fréquente pour n'y pas revenir.

Ainsi donc, vous le voyez, la vieillesse se manifeste par des modifications, multiples il est vrai, mais qui peuvent se résumer par ces deux simples mots : *les tissus et les organes du vieillard sont diminués de volume et de poids* : LA VIEILLESSE, A-T-ON DIT EST, UNE ATROPHIE GÉNÉRALISÉE.

Cette loi est-elle bien générale ?

Le squelette, avons-nous vu, conserve sensiblement son volume extérieur : seul le poids a diminué. Vous admettrez qu'il en eût été difficilement autrement pour le squelette.

Mais le cœur, direz-vous ? *Le cœur en effet est toujours augmenté de volume, il est hypertrophié.* Regardons, si vous le voulez, les choses d'un peu plus près. Qu'est-ce au juste que le cœur ? Le cœur est un véritable *muscle*, muscle merveilleux d'endurance, puisqu'il envoie continuellement dans l'organisme le courant sanguin, effectuant ainsi sans trève, un *travail formidable*. Le cœur normal, organe musculaire par excellence, est uniquement formé, comme les autres muscles, de fibres *rouges*. Or le cœur du vieillard est *blanc*. Ce qu'il y a dans ce cœur, ce ne sont plus des fibres musculaires, ou du moins elles ont considérablement diminué de volume comme dans les muscles. Mais de la graisse est venue s'implanter, non pas seulement autour, mais dans l'intimité même de l'organe ; le cœur a subi, comme disent les médecins : UNE DÉGÉNÉRESCENCE GRAISSEUSE.

Par le fait même qu'elle assume une tâche plus considérable il semblerait que la fibre musculaire du cœur eût à subir une vieillesse particulière, vieillesse plus grave que celle des autres tissus. N'en est-il pas d'ailleurs de même de tous nos autres muscles. *Otto Weber* a démontré que chez le vieillard la graisse interstitielle des muscles a souvent diminué ou disparu. Mais à un degré plus avancé, les granulations graisseuses qui existent dans la fibre musculaire augmentent et le muscle subit une véritable infiltration graisseuse (1). C'est l'*obésité*, que vous connaissez tous ; or l'obésité se constate parfois chez le vieillard. Elle nous apparaît ainsi, non pas comme un processus normal de la vieillesse, puisqu'elle ne se produit que chez quelques-uns, mais comme une véritable affection surajoutée ; une dernière réaction de défense : *l'obésité est une véritable complication de la vieillesse* (2).

Vous voyez combien sur ce point diffèrent la conception du médecin et celle de l'éleveur, par exemple, puisque ce dernier se propose, par différents moyens, de produire dans les muscles de l'animal cette sur-charge, cette dégénérescence graisseuse. Le bœuf gras, animal idéal pour beaucoup, puisqu'il a les honneurs d'un cortège triomphal, devrait être rangé, comme le dit *M. Tanneguy de Wogan*, dans la catégorie des aliments falsifiés.

2° CAUSES DE LA VIEILLESSE.

2° *Théorie de Réveillé Parise. — Théorie de Hamelin. — Théorie de Demange. — Théorie de Henri Martin. — Les causes méca-niques de la vieillesse sont des causes secondes. — La cause primitive est une cause chimique : la vieillesse est un empoisonne-ment de l'organisme. — Mécanisme de la lutte contre les poisons. — Défense fixe et défense mobile. — La sclérose est le résultat de l'intoxication. — La théorie de Metchnikof. — Le gros intestin de l'homme est une cause perpétuelle d'empoisonnement. — Preuves de l'intoxication par le gros intestin. — La longévité des oiseaux et des poissons.*

Maintenant que nous avons vu les lésions de la vieillesse dans notre corps n'est-il pas intéressant de nous demander sous l'influence de quelles causes elles se sont produites ? *Pourquoi vieillissons-nous ?*

---

(1) Pour Demange, les fibres musculaires lisses de l'intestin, de la vessie, subis-sent parfois des altérations analogues.

(2) Dans une communication récente à la Société de biologie séance du 10 dé cembre 1904). M. Paul Carnot et Mlle C. Deflandre ont insisté sur ce caractère réactionnel de la dégénérescence graisseuse du foie. La surcharge adipeuse aurait une signification nettement défensive et antitoxique.

(Pour atténuer les funestes effets de l'alcool les buveurs de gin boivent souvent *de l'huile*.)

Réveillé Parise (1) avait cru entrevoir la cause de la vieillesse dans une *altération primitive du poumon*. Le poumon du vieillard s'acquitte moins bien de ses fonctions. Le sang n'y est plus qu'imparfaitement régénéré. Les organes subissent par leur déchéance le contre-coup de cet appauvrissement du sang.

Mais la théorie de *Réveillé Parise* ne démontre pas et surtout elle n'explique pas la priorité de cette altération pulmonaire. Aussi fut-elle abandonnée

Hamelin, de Montpellier, a donné une explication de cette altération primitive du poumon. La cause productrice de la vieillesse — dit-il — c'est *l'ossification générale de l'organisme*. Cette ossification des cartilages des côtes, en particulier, que nous avons appris à connaître, entrave la mobilité du thorax ; et voilà pourquoi, une *respiration incomplète* amenant une oxygénation incomplète, le sang, altéré dans sa composition ira porter dans tout l'organisme les germes de la sénilité.

Je m'en voudrais, Mesdames, de ne pas vous faire remarquer en passant, combien, d'après la théorie de *Hamelin*, le corset doit abréger la vie humaine, puisqu'il met obstacle, absolument comme l'ossification sénile, à l'ampliation normale de la cage thoracique. Je n'insisterai pas outre mesure cependant, car il semblerait que cette théorie de la vieillesse partit d'un point de vue un peu trop particulier : *William Harvey* ne constatait-il pas en effet, lorsqu'il fit l'autopsie de *Thomas Parr*, mort à la cour d'Angleterre, à l'âge de cent cinquante-deux ans, que les cartilages costaux de ce vieillard n'étaient pas encore ossifiés ! Je m'empresse d'ailleurs de vous dire que *Thomas Parr*, malgré ses cent cinquante-deux ans, est mort d'accident et qu'il était végétarien.

Quoi qu'il en soit, il fallait trouver mieux que la théorie de *Hamelin*. Des observations récentes ont jeté sur ces questions un jour particulier.

Il ne suffit pas, pour le bon fonctionnement d'un organe, qu'il reçoive un sang réparateur : il faut encore que ce liquide nourricier lui soit régulièrement distribué par des vaisseaux intacts. *L'artère en un mot doit avoir une* STRUCTURE *intacte pour conserver l'intégrité de sa* FONCTION. Or, que voyons-nous chez le vieillard : je vous ai montré les lésions des artères non seulement comme les plus fréquentes, mais aussi comme les plus précoces et les plus apparentes. *Cette altération des artères, l'athérome, voilà pour* M. DE-

(1) RÉVEILLÉ PARISE. *Traité de la vieillesse.* Paris, 1853.

MANGE (1) *la cause de la vieillesse*. « L'athérome, » dit-il, « envahit les artères séniles comme la mousse couvre les vieux arbres. »

M. *Henri Martin*, entièrement de cet avis, a précisé ce mécanisme de l'athérome. Ce n'est pas comme on le croyait l'extérieur de l'artère qui est modifié, ce sont les toutes petites artères, de calibre microscopique, que l'on trouve dans tous les tissus et jusque dans les gros troncs artériels eux-mêmes ; ce sont les artères des artères qui sont lésées en premier. *L'inflammation*, dans ces canaux si étroits qu'on leur a donné le nom de vaisseaux *capillaires*, car ils n'ont pas même le diamètre d'un cheveu, l'inflammation, dis-je, finit par en obstruer entièrement le canal. Dès lors, que va-t-il se passer? Le sang retenu en amont de ce barrage improvisé, l'irrigation, en aval, ne va plus se produire : *il y a trouble nutritif des différents organes, par insuffisance des apports*.

Mais, direz-vous, quelle est la cause de cette inflammation, de cette *endartérite oblitérante*, comme l'appelle M. Martin. En réalité, cette *endartérite primitive*, n'est elle-même qu'une cause seconde : la présence dans le sang de principes *irritants* peut seule produire l'irritation des artères. De sorte que c'est encore à L'ADULTÉRATION PRIMITIVE DU SANG que se réduit la théorie ingénieuse d'Henri Martin.

Vous voyez, Mesdames et Messieurs, que nous arrivons peu à peu à une conception de la vieillesse différente de ce que nous avions pensé tout d'abord. Nous avons vu des lésions des organes et nous avions cru pouvoir saisir la cause première de la vieillesse dans ces lésions elles-mêmes, c'est-à-dire dans des CAUSES MÉCANIQUES. Or, ces causes mécaniques, nous venons de le voir, ne sont pas primitives; ce sont des causes secondes. Et la recherche de ce *principe irritant*, dont nous venons de parler, nous amène à rechercher si la cause première de la vieillesse ne serait pas une CAUSE CHIMIQUE.

Il semblerait que *la vieillesse ne soit pas autre chose, en effet, qu'un véritable empoisonnement de l'organisme*.

Introduisez un poison quelconque dans l'organisme, soit par le tube digestif, comme l'alcool, soit par la voie sous-cutanée, en injection par exemple, comme la morphine. Immédiatement le sang s'en empare et charrie le poison dans tout l'organisme. Or, vous savez que tous les tissus de notre corps sont composés d'éléments très petits, *les cellules*, et que chaque cellule jouit d'une parfaite autonomie. Comment va lutter chaque cellule contre le sang empoisonné? Parmi les nombreuses propriétés que possèdent les cellules, l'une des principales consiste à

---

(1) E. DEMANGE. *Étude clinique et anatomo-pathologique sur la vieillesse*. Paris, 1886.

secréter des liquides ; la cellule secrète donc en abondance, aux premières atteintes du poison, un liquide qui va le *diluer*. Mais il y a plus : le liquide que secrète la cellule n'est pas un liquide quelconque, il possède des propriétés spéciales, ce liquide est un contre-poison, c'est une *antitoxine*. Voilà pour la DÉFENSE FIXE de l'organisme. Mais les travaux de M. *Metchnikof* ont montré qu'il existait aussi une DÉFENSE MOBILE.

Car ces luttes incessantes amènent de nombreux blessés. Notre corps est un champ de bataille : il possède lui aussi ses morts et ses blessés ; des cellules affaiblies, incapables de remplir leurs fonctions naturelles. Il faut procéder coûte que coûte aux obsèques, il faut éliminer les morts du milieu des vivants. C'est le rôle des vaillants leucocytes ou globules blancs du sang. Ces merveilleux défenseurs jouissent d'un pouvoir spécial qu'eux seuls possèdent dans l'organisme : ils peuvent sortir des vaisseaux sanguins où ils sont normalement contenus et se porter en masse sur un point quelconque de l'organisme en détresse. C'est donc bien la défense mobile, et le résultat de leur passage se traduit par l'inflammation. Mais il faut aussi compléter les cadres de cet effectif amoindri de nos cellules dans les différents tissus. « Ce sont, » nous dit M. Metchnikof, « les phagocytes ou les macrophages, catégorie des globules blancs du sang, qui en se fixant dans les organes y édifient peu à peu le *tissu conjonctif de remplacement* ».

Peut-être, allez-vous penser en voyant ce mécanisme merveilleux de défense et de réparation, que l'intoxication n'est pas un mal très considérable. A quoi bon tant prêcher en effet la peur du poison, pourquoi proscrire la viande, l'alcool et le tabac et tous les autres poisons, *puisqu'à côté de la machine qui s'use, nous avons la machine qui répare*. Peu importe dira-t-on que nous usions les cellules de notre foie, de notre cerveau, de notre rein. puisque M. Metchnikof nous promet du tissu conjonctif de remplacement !

C'est, Mesdames et Messieurs, que ce tissu de remplacement est loin de valoir le tissu que vous avez perdu en vous intoxiquant. Ces globules blancs qui sont venus se fixer dans les organes ne sont après tout que des légionnaires, et vous savez que Platon qui admettait trois classes de citoyens dans sa république idéale plaçait les légionnaires au bas de son échelle sociale. Nos organes principaux, comme le foie, le cerveau et le rein, présentent deux qualités de tissus. Il y a d'abord le *tissu conjonctif*, sorte de charpente vulgaire, il y a enfin le *tissu noble*; il y a la véritable cellule hépatique, cérébrale ou rénale, celle qui dans l'organe est chargée d'accomplir la fonction. Or, dans la lutte engagée par l'organisme contre le poison, c'est toujours le tissu noble qui succombe le premier, et c'est toujours du tissu conjonctif, c'est-à-dire du tissu d'essence inférieure, du tissu de remplissage qui est venu prendre sa place. Comme le dit M. *Boy-Teissier* (1), de Marseille, à mesure que les tissus nobles ont acquis la *spécialisation* ils ont perdu leur *puissance d'amorce* et ne peuvent se réparer.

Mesdames et Messieurs, sans doute avez-vous entendu souvent prononcer autour de vous le terme de *sclérose* et en particulier celui d'*artério-sclérose* : ce terme médical ne définit pas autre chose que le processus que nous avons décrit. Tous les *poisons produisent la sclérose* et vous comprenez maintenant pourquoi chez le vieillard *les tissus sont durs*. Il n'y a plus chez le vieillard que du tissu de remplacement : c'est la sclérose. Lorsque sous l'influence de l'alcoolisme le foie a subi la *cirrhose atrophique*, on dit que l'organe est sclérosé, absolument comme il y a sclérose dans le foie du vieillard. L'identité entre ces deux lésions est absolue. LA VIEILLESSE EST DONC BIEN UN EMPOISONNEMENT. Que le poison vienne du dehors, comme c'est le cas pour l'alcool, ou que ce soit comme chez le vieillard, le détritus de la combustion qui sans cesse s'accumule : toujours il y a intoxication. Avec *Edouard Robin*, avec M. *Loisel* et avec M. *Metchnikof*, nous pouvons donc conclure que *la vieillesse, caractérisée par la sclérose, est le résultat d'une intoxication*.

Mais n'avons-nous pas encore reculé le problème, puisqu'il nous faut maintenant donner la cause de cette intoxication ! M. *Metchnikof*, sous-directeur de l'Institut Pasteur, va nous la donner.

Vous savez que le gros intestin de l'homme nourrit une quantité immense de microbes, qui s'élèverait, d'après les dernières recherches de *Strassbürger* à un chiffre suivi de quinze zéros. Ces microbes, peu nombreux dans les parties du tube digestif qui digèrent les aliments sont en grande quantité dans le *gros intestin*, c'est-à-dire dans la partie inférieure, qui sert à emmagasiner les déchets de la nourriture. La tierce partie des déjections humaines est constituée par la flore microbienne.

Des fermentations nombreuses résultent de la présence de ces nombreux microbes. Il se forme de véritables poisons, de l'indol, du phénol, du scatol et toute une série de produits récemment isolés : des amines et des cholines ; des guanidines et des nucléines, des quinoléines et des ptomaïnes, etc... Quelques-uns de ces produits sont des poisons excessivement violents. D'autres le sont moins, mais l'addition de ces puissances nocives partielles finit par atteindre une toxicité relativement considérable. Plus la stagnation des aliments est longue,

(1) Boy-Teissier. *Leçons sur les maladies des vieillards, faites à l'École de médecine de Marseille. De la sénilité en général*, Paris, 1895.

plus les fermentations ont de temps pour se produire, et plus on constate de ces produits. Résorbés par la paroi intestinale, ces poisons pénètrent comme nous l'avons vu dans la circulation. Charriés, véhiculés par sang, ils pénètrent dans tous les organes où ils produisent de l'irritation. Or vous savez maintenant que l'irritation se traduit par de la sclérose et que sclérose est synonyme de vieillesse.

A quoi sert donc le gros intestin? Pour Metchnikof « Tout le gros intestin de l'homme est un organe superflu de notre organisme, dont la suppression pourrait amener des résultats très heureux. Au point de vue de la fonction digestive, cette partie du tube intestinal ne joue certainement aucun rôle tant soit peu important. Même comme organe de la résorption des produits de la digestion il ne présente qu'une importance tout à fait secondaire » (1). Le gros intestin ne devrait remplir d'autre fonction normale que celle d'un réservoir de grande capacité, où s'accumuleraient les déchets nutritifs, et voici que par suite d'un MANQUE D'ÉVACUATION, par manque de chasse dans ce grand égout collecteur, il se développe dans tous ces déchets alimentaires qui s'accumulent, une flore microbienne intense, inutile pour la digestion et dont la présence empoisonne l'organisme. L'existence de l'homme se trouve raccourcie par l'absorption des poisons de putréfaction et de toutes les toxines microbiennes qui prennent naissance dans son gros intestin.

Voilà, direz-vous, une accusation fort grave lancée par M. Metchnikof contre un organe qui vous semblait jusqu'ici parfaitement inoffensif. Aussi demandez-vous à M. Metchnikof d'appuyer sa théorie par des faits.

Voici les faits. Vous savez que les animaux n'ont pas le gros intestin développé au même degré. C'est ainsi par exemple que les mammifères carnivores, comme le lion, ont un gros intestin très court. D'autres animaux n'en possèdent pas du tout, comme les poissons et les oiseaux. Est-ce que ces animaux qui n'ont pas de gros intestin ne vivent pas plus longtemps?

La longévité des oiseaux est fort grande, encore qu'on ne sache rien de précis sur la plupart d'entre eux. Un aigle mourut à Vienne à 103 ans et d'après Buffon la vie du corbeau est de 108 ans. Même les les petits oiseaux, comme les canaris peuvent vivre jusqu'à 20 ans. Un perroquet rapporté de Florence, en 1633, avait au moins 20 ans et en vécut encore plus de cent ; et c'est un perroquet, en effet, mort de vieillesse à l'âge de 82 ans, qui servit à M. Metchnikof de sujet d'étude

___

(1) ELIE METCHNIKOF. *Études sur la nature humaine. Essai de philosophie optimiste.*

pour ses premières recherches sur la nature de la vieillesse (1). Or, non seulement le perroquet n'a pas de cœcum, mais sa flore microbienne intestinale est d'une extrême pauvreté.

Quant aux poissons, qui n'ont pas, eux non plus, de gros intestin, leur longévité est encore plus considérable. Les anguilles vivent 60 ans, d'après Bacon, et les carpes vivent plusieurs siècles. Un brochet, placé dans un étang par ordre de l'empereur Frédéric II, et portant un anneau de cuivre gravé, fut repêché 261 ans plus tard. Il pesait 350 livres (2).

Les mammifères ont un gros intestin, et sans doute pour cette cause ils vivent moins longtemps que les poissons et les oiseaux. Ceux d'entre eux qui sont à peu près de même taille que les oiseaux : le lapin, le cochon d'Inde, vivent 7 ans. Les mammifères plus gros vivent un peu plus longtemps ; mais le chat ne dépasse guère 9 à 10 ans, le chien 10 à 12 ans, le bœuf 15 à 18 et le cheval 25 à 30 ans.

(1) Metchnikof, Mesnil, Weinberg, *Recherches sur la vieillesse du perroquet.* (*Annales de l'Institut Pasteur*, 1902, p. 912.)

(2) Foissac. *De la longévité humaine*, p. 351.

DEUXIÈME PARTIE

Les Remèdes contre la vieillesse.

1° MOYENS PRÉCONISÉS POUR PROLONGER LA VIE.

L'homme devrait vivre plus de 100 ans. — La sérothérapie de la vieillesse. — La culture microbienne raisonnée dans le gros intestin. — Rapidité de la putréfaction de la viande. — Lenteur de la putréfaction du lait. — Bienfaisants effets du Kéfir et du lait caillé en général. — Ils sont dus à la fermentation lactique. — L'acide lactique empêche la putréfaction de la viande.

J'espère, Mesdames et Messieurs, qu'aucun doute ne subsiste plus dans votre esprit. La conception hardie de *Metchnikof* se trouve confirmée par les faits. La vieillesse est bien un empoisonnement lent et le tube digestif, particulièrement le gros intestin précipite chez les mammifères l'apparition de la vieillesse, par les fermentations dont il est le siège.

De par le temps qu'il met à grandir et à s'accroître, et qui est en moyenne de 20 ans, l'homme devrait vivre, comme les autres animaux, de cinq à sept fois cette période. C'est-à-dire qu'il devrait vivre 100 ans, pour *Flourens* et les moins optimistes ; 140 à 150 ans pour *Hufeland* et quelques autres. Or, le chiffre de la vie moyenne n'atteint pas 40 ans, et la vie habituelle ne dépasse guère 60 ans! N'est-ce pas le cas de répéter avec *Sénèque* : « L'homme ne meurt pas, il se tue! »

Mais à présent que nous connaissons les données de la science sur la nature de la vieillesse d'après les travaux les plus récents, n'est-il pas possible de trouver un remède à la vieillesse? Je vous ai dit que de nombreuses recherches étaient actuellement poursuivies dans ce but à l'Institut Pasteur.

Deux méthodes sont en présence.

Il y a d'abord une méthode directe. Les macrophages que nous avons vu venir au secours de l'organisme lorsque la défense fixe devenait insuffisante, ne s'emparent, en temps normal, que des cellules mortes ; ils respectent les autres cellules des tissus nobles. Mais cette armée redoutable se rend parfois coupable d'actes d'indiscipline ; ces soldats se transforment en pillards et si la cellule noble est fortement altérée et affaiblie, elle devient aussi leur proie. Vous voyez d'ici le danger qui nous menace : les macrophages peuvent devenir les destructeurs de l'organisme au lieu d'en être les défenseurs. Comment empêcher les tissus nobles de déchoir ? Un sérum, dites-vous ? Parfaitement. On rechercherait par une immunisation progressive ou bien à calmer l'ardeur de nos fougueux défenseurs les phagocytes en les affaiblissant, ou bien à fortifier les cellules nobles des tissus contre leurs attaques.

Mais il existe une autre méthode, plus indirecte, je le veux bien, laquelle a du moins sur la recherche des sérums cytotoxiques l'avantage de ne nécessiter ni laboratoire ni matériel scientifique.

Que le gros intestin soit inutile, chez l'homme, la chose est admissible ; mais fallait-il pousser la théorie jusqu'à en proposer systématiquement l'ablation ? Rassurez-vous, Mesdames et Messieurs, nous n'en sommes pas encore là : M. *Metchnikof* n'appelle pas encore la chirurgie au secours de la médecine. Il ne manque pas l'occasion, cependant, de nous faire remarquer complaisamment que d'habiles chirurgiens comme *Körte*, comme *Wiesinger* ont enlevé avec succès, dans les cas de cancer, des fragments considérables du gros intestin. N'a-t-on pas vu une femme de Saint-Pétersbourg chez laquelle, par suite d'une fistule intestinale du côté droit, le gros intestin ne fonctionnait plus depuis trente ans. Lorsque, après trente années de non fonctionnement, un chirurgien voulut ouvrir le ventre pour remettre les choses en état, il vit avec stupéfaction que le gros intestin de cette femme avait disparu.

Si le gros intestin est inutile, devons-nous en subir les inconvénients sans nous plaindre ? Aucunement. Et *Metchnikof* nous conseille *d'atténuer les mauvais effets de la putréfaction intestinale en faisant de la* CULTURE MICROBIENNE. Transformons, dit-il, la flore microbienne harsardeuse dont nous avons à nous plaindre en une flore cultivée. Ce sera rendre la Vieillesse plus physiologique qu'elle ne l'est et prolonger la durée de la vie humaine.

Vous savez en effet avec quelle rapidité la viande se putréfie. Or. des expériences récentes faites à l'Institut Pasteur ont démontré que le lait ne se putréfie que très rarement et lentement (1). Abandonnez en effet un peu de lait à l'air libre, même pendant les chaleurs de l'été : il

(1) TISSIER et MARTELLY. Annales de l'Institut Pasteur, 1902, p. 865

commence à cailler et ce n'est qu'après un temps très long, parfois après des mois, qu'on verra apparaître et se développer dans ce lait les microbes de la putréfaction. Conservez au contraire de la viande dans les mêmes conditions : elle se décomposera et se putréfiera avec la plus grande facilité. La viande a une très grande tendance à la putréfaction, aussi *Hufeland* (1), dans son livre célèbre sur l'art de prolonger la vie, recommande-t-il de manger peu de viande pendant les chaleurs de l'été.

D'autre part, faites avaler à un animal de la viande et simultanément du lait caillé. La putréfaction de la viande qui se produisait auparavant en quelques heures dans son tube digestif, ne se produit plus maintenant qu'avec une excessive lenteur. Que s'est-il donc passé? La fermentation du lait, due à la présence de certains microbes, fait apparaître dans ce liquide une certaine quantité d'une substance spéciale : *l'acide lactique*. L'acide lactique, comme d'ailleurs les microbes qui le produisent est inoffensif pour l'organisme. Or, l'acide lactique empêche les microbes de la putréfaction de la viande de se développer. Les microbes inoffensifs de la fermentation lactique deviennent donc bien véritablement des microbes utiles à l'organisme. Et voilà comment des peuples entiers, les *Arabes* par exemple qui consomment le *Koumys* et les peuples du *Caucase* qui consomment le *Kéfir*, font de la culture microbienne, absolument comme M. Jourdain faisait de la prose : sans s'en douter.

Je ne puis m'étendre ici longuement sur les faits nombreux qui militent en faveur de la culture microbienne du gros intestin par l'emploi du lait caillé. Les peuples du Caucase ne considéraient-ils pas le Kéfir comme un présent du ciel, et c'est pourquoi jalousement, pendant des siècles, ils en conservèrent le secret.

De nos jours, à la suite de l'école russe et de ses nombreux travaux sur le Kéfir, on tend à élever cet aliment à la hauteur d'un médicament contre les troubles digestifs. Le professeur *Monti*, de Vienne, l'ordonne avec succès aux jeunes enfants atteints de gastro-entérite ; M. le professeur *Hayem* en France a mené campagne pour l'emploi du Kéfir et en obtient d'excellents résultats chez les tuberculeux atteints de diarrhée. D'après M. *Metchnikof*, enfin, l'*indican*, qui est un des nombreux poisons de la putréfaction de la viande et dont on avait constaté la présence dans l'urine de certains malades, a pu en disparaître complètement par l'absorption de Kéfir.

Pourquoi cette action spéciale ? C'est que, dit M. *Podwyssotsky*,

(1) C.-W. Hufeland. *L'Art de prolonger la vie.* Traduction française. Paris, 1896. p. 206.

doyen de la faculté d'Odessa, le Kéfir est une boisson qui peut, grâce à ses micro-organismes et *à son acide lactique*, agir favorablement sur la flore gastro-intestinale en en éliminant les éléments pathogènes (1). Boire du Kéfir, c'est donc bien faire de la « culture microbienne » (2).

Mais le Kéfir n'est qu'une variété de lait caillé. La caséine au lieu d'être prise en masse y est simplement coagulée en grumeaux imperceptibles. Mais le simple lait caillé, lui aussi, renferme de cet acide lactique dont les récentes recherches de laboratoire ont démontré l'action nuisible pour un grand nombre de bactéries. « L'ingestion de grandes quantités de *lait caillé*, et même de *petit lait*, dit mon ami *Pascal Gasching* dans sa thèse (3), non seulement ne cause aucun trouble digestif, mais même on pourrait noter, dans les cas de constipation rebelle, par exemple, des selles moins fétides et par conséquent une *réduction du nombre des bactéries* (4). »

2° LA PROLONGATION DE LA VIE PAR LE VÉGÉTARISME.

L'antiseptie intestinale par le régime végétarien. — Opinion de Hufeland, Dujardin-Baumetz, Gilbert et Dominici, Lucas-Championnière et Huchard. — Le régime végétarien n'introduit pas simultanément dans l'organisme le poison et l'antidote. — La longueur du gros intestin de l'homme réclame une alimentation végétale.

Il faut donc à tout prix supprimer ou du moins diminuer dans la mesure du possible nos fermentations intestinales. Il faut aseptiser notre tube digestif. Je m'empresse de vous dire, Mesdames et Mes-

(1) Podwyssotsky. *Le Kéfir*. Traduction sur la 5ᵐᵉ édition russe. Paris, 1902.

(2) Ajoutons que les expériences récentes de M. Ch. Comte ont montré que le champignon du Kéfir (le Kéfir est un lait fermenté et caillé en grumeaux imperceptibles) présente une vivacité extrême et qu'il peut vivre aussi bien en milieu acide qu'en milieu alcalin. Il peut donc vivre dans l'estomac (milieu acide) et dans l'intestin (milieu alcalin) c'est-à-dire qu'il peut exercer son action favorable dans toute l'étendue du tube digestif.

(3) Pascal Gasching. *La Putréfaction du lait. Ses Rapports avec la pathologie humaine*, Th. Paris, 1903. Voyez aussi : H. Tissier et P. Gasching. *Recherches sur la fermentation du lait* (*Ann. de l'Institut Pasteur*, t. XVI, 1902).

(4) Le petit lait possède une plus grande quantité d'acide lactique : il jouit des mêmes *propriétés antiseptiques*.

Un médecin de Rotterdam, le docteur *Texeira de Mattos* aurait obtenu de merveilleux résultats dans l'alimentation des jeunes enfants atteints de gastro-entérite par l'emploi du petit lait au « babeurre ».

On faisait autrefois et l'on fait encore aujourd'hui dans le Tyrol et dans l'Oberland bernois des cures de petit lait pour le traitement des maladies du tube digestif.

sieurs, qu'il existe encore un moyen d'aseptie intestinale plus merveilleux que l'emploi simultané de la viande et du « champagne laiteux du Caucase » : C'EST LE RÉGIME VÉGÉTARIEN.

« Les végétaux, disait *Hufeland*, ont moins de tendance à se corrompre que les viandes; ils *sûrissent* et s'opposent à la putréfaction qui est notre ennemi le plus acharné (1). »

Dujardin-Beaumetz, dans ses cliniques, a insisté sur les *propriétés antiseptiques* très puissantes dont jouissent les *acides végétaux*, particulièrement ceux que contiennent *les fruits*. Il s'est fait le défenseur de la *diète lacto-végétale*, complément indispensable de toute thérapeutique.

MM. *Gilbert* et *Dominici* ont constaté qu'après cinq jours seulement de régime lacté exclusif, le nombre des microbes contenus dans les résidus de la digestion chez l'homme est soixante-dix fois plus faible qu'avec le régime habituel de la viande.

Si les principes irritants de la putréfaction de la viande passent dans le sang et irritent tous les organes, vous concevez sans peine qu'avec l'abus de l'alimentation carnée, le tube digestif, le premier en contact, doive se trouver dans un état de perpétuelle inflammation. Cette inflammation chronique de l'intestin, voilà pour M. *Lucas Championnière*, pour M. *Jules Lefèvre* et M. le docteur *Pauchet*, la cause principale de la fréquence de l'*appendicite* dans les populations modernes. Et les statistiques leur donnent entièrement raison en montrant l'absence presque totale de l'appendicite chez les peuples végétariens (2).

D'après M. le docteur *Huchard*, enfin, qui a beaucoup étudié les maladies du cœur et des artères : l'artério-sclérose, dont nous avons vu la cause et la fréquence chez le vieillard, et l'insuffisance rénale qu'elle produit, sont justiciables toutes deux de ce régime végétarien qui ne produit pas de toxines.

Il est absolument logique lorsqu'un individu absorbe un poison, de lui en administrer immédiatement l'antidote. On traitera les empoisonnements par l'*aconit*, en administrant le *sulfate d'atropine ou la digitaline*; on neutralisera dans l'organisme le *mercure* et l'*arsenic* par de la *magnésie*; le *phosphore* par de l'*essence de térébenthine*. Mais que penseriez-vous, Mesdames et Messieurs, d'un médecin qui

(1) HUFELAND. Loc. cit., p. 215.

(2) En Roumanie les statistiques indiquent que sur 22,000 malades de la campagne, presque tous végétariens, il n'y a qu'un cas d'appendicite, tandis que dans les villes où la population se nourrit de viande on en compte un cas sur 221 habitants.

dirait à son malade : « Vous pouvez maintenant absorber impuné-
ment un flacon entier d'aconit. Ayez soin seulement d'absorber immédiatement après une quantité suffisante de digitaline. » Est-ce bien
faire de la lutte antialcoolique, par exemple, que de parcourir les rues,
comme le font certaines personnes charitables en Angleterre, un flacon
d'ammoniaque dans la poche, que l'on fait respirer aux ivrognes rencontrés ivre-morts sur son chemin ? M. *Metchnikof* désespère-t-il donc
de voir un jour le monde cesser de s'empoisonner, puisqu'à côté du
poison, qui est la viande, il nous recommande l'antidote, qui est le
lait caillé ? Peut-être, à part lui, songe-t-il que l'humanité restera toujours ce qu'elle était au temps de *Néron* et de l'orgie latine, ce qu'elle
était au temps de *Nabuchodonosor* et de ses festins : l'esclave de son
estomac. « Car c'est une ennuyeuse santé, comme l'a dit *La Roche-
foucauld*, que celle qui s'achète par un trop grand régime ! »

Et cependant, lorsqu'en pleine maturité, l'homme se trouve ter-
rassé par l'arthritisme et par la goutte, avant-coureurs de la vieillesse, combien plus juste alors ne trouve-t-il pas ce mot de *Mon-
taigne* : « Toute voye qui nous mène à la santé ne saurait se dire ni
aspre, ni chère. » Comme le disait le professeur *Fonssagrives* : « Il
y a évidemment un choix à faire entre ces deux routes dont l'une
conduit à la santé, par la modération, et l'autre à la maladie, par
l'abus. »

Cette voie qu'il nous faut suivre, hésiterons-nous à la trouver ? Car
ce n'était point un moyen merveilleux de se débarrasser des nombreuses toxines absorbées, que celui employé par les Romains de
l'Empire. Au cours de leurs somptueux festins, les cervelles de paon,
les langues de phénicoptères et les talons de jeunes chameaux se pres-
saient sur leurs tables ; mais on voyait aussi les convives abandonner
tour à tour cette même table, car, comme le dit *Foissac* : « Ils mangeaient pour vomir ; ils vomissaient pour manger. »

Je sais bien que l'on va dire : « C'est exagérer à plaisir et pousser la
théorie à l'extrême. Et les temps ne sont plus où *Vitellius* dépensait
80,000 francs par jour pour sa table ; où chaque repas d'*Héliogabale*
coûtait à l'État plus de 800,000 francs. »

On a coutume, en effet, de s'excuser par cette dangereuse banalité :
« Nous usons modérément, c'est seulement l'abus qu'il faut blâmer. »
Mais, Mesdames et Messieurs, je vous le demande, pourra-t-on jamais
établir la ligne de démarcation entre l'usage et l'abus ? *Hufeland*, dans
son livre sur « l'art de prolonger la vie », supprime radicalement la
viande pour tous les jeunes enfants sans exception. Il ne leur en
accorde pas la moindre parcelle jusqu'à la fin de leur seconde année.
Quant à l'adulte, il ne devrait, suivant lui, jamais prendre de viande

le soir. Or, ne vous semble-t-il pas que cette viande, si nuisible pour l'enfant de deux ans, ne le soit tout autant pour celui de deux ans et demi. Et si la viande est nuisible à l'adulte, le soir, pourquoi ne le serait-elle pas tout autant au repas de midi?

Ayons donc le courage d'être logiques. Les excitants, qui sont tous des poisons, figurent au premier rang parmi les substances qui abrègent la vie humaine : Supprimons les excitants, sans en excepter la viande.

Au lieu de nous écrier tous en chœur : « Le gros intestin, voilà l'ennemi ! » recherchons de préférence une alimentation qui soit en rapport avec les exigences de ce gros intestin. La STAGNATION *et les fermentations qui en résultent, voilà bien plutôt la cause de tout le mal et ce qui abrège notre vie.* Vous connaissez tous ce grand argument des carnivores contre les végétariens : « Le végétarisme, disent-ils, vous oblige à absorber une quantité d'aliments trop considérable. » Ce grief, contre le régime végétarien, ne serait-il pas plutôt, je vous le demande, une des principales raisons de sa supériorité? Ne faut-il pas voir là une des raisons pour lesquelles les végétariens n'ont pas besoin d'avoir recours, comme les carnivores, aux laxatifs et aux purgatifs à outrance? L'alimentation carnée ne laissant que peu de déchets, le gros intestin ne se vide qu'avec une grande difficulté. Aussi les animaux carnivores, le lion par exemple, ont un gros intestin fort court. Celui de l'homme est beaucoup plus long et cette simple constation lui indique son régime.

Ne précipitez pas votre vieillesse en introduisant dans votre organisme les toxines de la viande qui produisent la sclérose. Les végétaux, pour la plupart, ne se décomposent qu'avec une extrême lenteur, et les fruits en particulier, par les nombreux acides organiques qu'ils renferment, jouissent d'un véritable pouvoir antiseptique (1).

Que si vous trouviez, par hasard, la chose difficile à mettre en pratique, souvenez-vous du moins de ce mot de *Jean-Jacques Rousseau : « L'hygiène est moins une science qu'une vertu. »*

(1) Lorsque de la viande et du lait caillé sont en présence, il suffit d'après M. Metchnikof d'ajouter de la soude, c'est-à-dire *d'alcaliniser* le liquide pour voir apparaître la putréfaction. Les acides des fruits empêcheraient comme l'acide lactique du lait caillé cette alcalinité de se produire.

TROISIÈME PARTIE

L'observation démontre que les végétariens vivent plus longtemps.

*Oscar Commettant nie la longévité des végétariens. — Elle est affir-
mée par Lessius, Montesquieu, Bernardin de Saint-Pierre, Gleizès, Lejoncourt, Noël Félac, l'abbé Gillet, etc... parmi les littérateurs et les historiens; par Hufeland, Foissac, le professeur
Fonssagrives, Debreyne, Humphry, Lucas-Championnière, Huchard, le Dr Nyssens, etc... pour le corps médical. — Quelques
exemples de végétariens célèbres. -- Nicole Marc, morte à 110 ans.
— Patrice O'Neil, 114 ans. — Jean Bill, 133 ans. — Jean Eeffin-
gham, 114 ans. — Thomas Parr, 152 ans. — Pierre Zartan,
185 ans. — Les ordres religieux végétariens comptent de nombreux centenaires. — Théorie de sir Francis d'Ivernois. — Les
peuples où les centenaires sont nombreux ont une vie moyenne très
faible. — Les végétariens ne comptent pas seulement beaucoup de
centenaires; mais on constate une vie moyenne très élevée chez les
Esséniens, les Chaldéens, les Brahmanes, les Brésiliens. -- La vie
moyenne pour certains ordres religieux est supérieure à 77 ans.
— Elle est de 71 ans pour certaines sociétés végétariennes.*

Mais je n'ai fait jusqu'ici que vous parler d'une façon tout à fait
théorique de la longévité par le régime végétarien, et je vous avais
promis des exemples. Il me reste donc à vous citer maintenant quelques exemples de cette longévité des végétariens dont nous avons déjà
tant parlé.

Et d'ailleurs les auteurs sont unanimes sur ce point : le régime
végétarien prolonge la vie. Malgré de nombreuses recherches je n'ai
pu trouver qu'une seule opinion discordante, celle d'un critique d'art :
Oscar Commettant, dans son livre : *Voyage aux États-Unis d'Amé-
rique*. Le « Club des Légumistes », dit-il, serait aussi bien nommé le
« Cercle des morts de faim »... Les hommes qui mangent de la viande

sont plus vigoureux et *vivent plus longtemps* que ceux qui s'en privent. Mais les hommes, ajoute-t-il, voient toujours ce qu'ils veulent voir et bien rarement ce qui est. »

Nous voici donc mis en garde contre l'esprit de partialité. Mais voyons un peu, maintenant, en regard, l'opinion contraire d'autres littérateurs et historiens.

« Il y a, dit *Lessius*, beaucoup de nations chez qui l'usage de la viande est très rare, et qui ne vivent principalement que de riz et de fruits. *Ils n'en vivent cependant que plus longtemps* » (1).

« Le peuple de Londres mange beaucoup de viande, dit *Montesquieu*. Celà le rend très robuste, mais à 40 ou 50 ans, il crève » (2).

Pour *Bernardin de Saint-Pierre* : ce régime prolonge l'enfance et par conséquent la vie humaine ».

Le précurseur du mouvement végétarien en France, *Gleizès*, se propose de démontrer dans son ouvrage « que l'usage de se nourrir de la chair des animaux est la cause prochaine de sa laideur (de l'homme) de ses maladies, et *de la courte durée de son existense* (3)».

Ch. Lejoncourt, dans sa *Galerie des centenaires*, donne cette conclusion : « l'Hygiène suivie par les centenaires paraît avoir été aussi uniforme que simple : des légumes cuits, du laitage, de la bière, des fruits, peu de viande et de vin et pas de boissons alcooliques, tel est en général le régime adopté par les personnes arrivées à la plus extrême longévité... (4) »

Voici l'opinion de M. *Noël Félac*, dans une brochure sur le *Bonheur par le régime alimentaire* (5). « Si l'homme, mieux inspiré se nourrissait spécialement des produits de la terre, tels que céréales, légumes, il vivrait sans douleur et aussi longtemps peut-être que notre père Adam... Il est incontestable que le régime rafraîchissant des fruits, légumes et céréales, tout en assurant à l'homme une vie sans maladies et sans souffrances, contribuera à la prolonger de plusieurs années. »

Dans son *Histoire de la Chartreuse du Mont-Dieu au diocèse de Reims*, M. *l'abbé Gillet* (6) nous dit qu'il serait absolument faux de penser que les Chartreux succombent à une mort prématurée, victimes d'une austérité indiscrète et excessive.

---

(1) LESSIUS. *Le Vrai moyen de vivre plus de 100 ans dans une santé parfaite.*

(2) MONTESQUIEU. *Notes sur l'Angleterre.*

(3) GLEIZÈS. *La Thalysie ou nouvelle existence.*

(4) CH. LEJONCOURT, *Galerie des centenaires*, Paris, 1842.

(5) NOËL FÉLAC. *Le Bonheur par le régime alimentaire*, Paris, 1895, p. 12.

(6) ABBÉ GILLET. *La Chartreuse du Mont-Dieu au diocèse de Reims*, avec pièces justificatives inédites, Reims. 1889.

« L'expérience a prouvé en effet que la moyenne de la vie du Chartreux dépasse celle du commun des gens du monde ».

Êtes-vous toujours disposés à admettre avec *Oscar Commettant* que le végétarisme abrège les jours de l'homme : voici maintenant l'opinion du corps médical.

Je vous ai cité tout à l'heure le docteur allemand *Hufeland* (1) et son livre sur « l'art de prolonger la vie ». *Hufeland* recommande la viande pour l'adulte, il la croit même indispensable, et cependant voici ce qu'il dit du régime végétarien : « Ce ne sont pas les grands mangeurs de viande, mais bien ceux qui se nourrissent de végétaux tels que légumes, fruits et laitage, qui atteignent l'âge le plus avancé » (p. 206). Et ailleurs cette autre phrase : « Les exemples de la plus grande longévité se trouvent parmi les hommes, qui, dès leur jeunesse, ont principalement vécu de végétaux, et qui, peut-être, n'ont jamais goûté de viande ».

Le Dr *Foissac* est l'auteur, lui aussi, d'un livre sur la longévité humaine : son avis est absolument identique : « La durée de la vie est plus grande, nous affirme-t-il, les exemples de longévité sont plus nombreux chez ceux qui font un usage très modéré du règne animal, ou qui vivent même de végétaux » (2).

Le Professeur *Fonssagrives*, de Montpellier est aussi du même avis. « On a cité, dit-il des faits surprenants de longévité dans ces conditions de nourriture » (3). J'ai étudié les effets du régime pythogaricien sur les Trappistes et je leur ai trouvé une santé satisfaisante et une longévité peu commune » (4). « Les centenaires, ajoute-t-il, ne se sont jamais rencontrés parmi les gourmands et l'on trouve plus de macrobes dans la vie cénobitique que dans la vie sensuelle et élégante. » (5)

Le père *Debreyne*, médecin de la Grande Trappe, nous fait la même déclaration : « Le régime du monastère... est un vrai moyen de santé et de longévité. »

Humphry, dans son rapport sur les centenaires, au comité de l'association médicale britannique, en 1887, dit que la majorité des centenaires observés étaient de petits mangeurs, *prenant surtout peu de nourriture animale.*

Vous connaissez l'opinion de M. le Dr *Lucas Championnière* sur

(1) C. W. Hufeland. *L'Art de prolonger la vie*, Paris, 1896.
(2) Foissac. *La Longévité humaine ou l'art de prolonger la vie*, Paris, p. 17.
(3) J. B. Fonssagrives. *Hygiène alimentaire des malades, des convalescents et des valétudinaires.*
(4) J. B. Fonssagrives. *Dictionnaire de la santé*, p. 641.
(5) J. B. Fonssagrives. *Entretiens familiers d'hygiène*, p. 321.

l'abus de l'alimentation carnée. Interviewé récemment par un rédacteur d'un journal quotidien, voici ce qu'il disait de la longévité des végétariens : « Il n'y a pas de doute, les plus longs vivants sont végétariens. Aucun calcul ne prévaudra contre ce fait acquis. Depuis une quarantaine d'années. nous pouvons établir des comparaisons et je vous assure qu'elles ne sont pas en faveur des carnivores » (1).

Ecoutez maintenant M. le *Dr Huchard* dans ses cliniques : « L'homme ne meurt pas, dit-il, en citant Sénèque, il se tue. Il se tue... beaucoup par un régime alimentaire contre nature et la moyenne de la vie s'est abaissée progressivement. Le régime végétarien fait vivre plus longtemps parce qu'il n'use pas l'organisme » (2).

Voici enfin pour terminer, l'opinion du *Dr Nyssens* dans *la Réforme Alimentaire* : « Le végétarisme rationnel ne donnant pas de surcroît de fatigue... l'usure de l'organisme ne se produit pas... et c'est là une des raisons de la longévité bientôt proverbiale des végétariens » (3).

Il est juste qu'en recherchant les exemples de longévité chez les végétariens, je vous dise quelques mots de celui qui passe pour le fondateur du régime ; j'ai nommé *Pythagore*. C'était un philosophe grec, vivant vers la LXIme olympiade, c'est-à-dire cinq siècles environ avant notre ère. Persuadé qu'une réincarnation ultérieure faisait revivre l'âme après notre mort, il défendit aux disciples de son école, à Samos et à Tarente, l'usage de toute sorte de viande. Pythagore menait la vie la plus frugale et l'abstention de la chair des animaux ne l'empêcha pas de vivre 96 ans pour certains auteurs, plus d'un siècle, pour les autres ; encore serait-il mort victime d'une révolution.

De nombreux livres ont été publiés sur les centenaires de tous les temps et de tous les pays. *De Longeville Harcouet* écrivait en 1715 une *Histoire des personnes qui ont vécu plusieurs siècles et qui ont rajeuni, avec le secret du rajeunissement tiré d'Arnauld de Villeneuve.* En 1761 l'éditeur *Lottin* publiait son *Almanach des centenaires* qui parut pendant douze années consécutives. Plus près de nous enfin *Charles Lejoncourt* publiait en 1842 une *Galerie des centenaires anciens et modernes.* J'ai eu la curiosité de feuilleter ces différents ouvrages et j'y ai recherché en quelle posture s'y trouvaient les végétariens.

J'y ai relevé une liste d'une quarantaine de centenaires, hommes ou femmes dont les âges varient entre 100 et 110 ans pour atteindre par-

---

(1) Journal *l'Auto*, du 7 avril 1904.
(2) Huchard. *Consultations médicales*, Paris...
(3) Dr Nyssens. *L'Antiseptie intestinale*, in *Réforme Alimentaire*, juin, 1900.

fois les chiffres véritablement extraordinaires (et cependant ils sont authentiques) de 125 ans, 150 et même de 185 ans !

Vous ne vous attendez pas, Mesdames et Messieurs, à ce que je vous donne ici la biographie complète de ces centenaires ; une demi-heure n'y pourrait suffire et vous en énumérer simplement les noms serait d'une monotonie désespérante. Mais parmi ces centenaires végétariens quelques-uns sont véritablement curieux à connaître et ont acquis une certaine célébrité. De ces derniers seulement je veux vous entretenir.

Vers 1760, vivait au château de Colemberg, en Boulonnais, une vieille servante du nom de *Nicole Marc*. Sa main, nous dit-on, était repliée dessus le bras en forme de crochet ; elle était bossue de devant et derrière et tellement courbée qu'elle n'avait qu'environ 4 pieds de hauteur.

L'occupation de cette pauvre fille était de soigner les bestiaux et la basse-cour. Son corps extrêmement difforme, comme vous le voyez, ne promettait guère une longue vie.

Or *Nicole Marc* est morte à l'âge de 110 ans. Elle était fort vigilante et sobre et ne vivait uniquement que de pain et de lait. Dans les toutes dernières années de sa vie, seulement, elle consentit, à force d'être sollicitée, à avaler quelques gouttes de vin. Malgré ses 110 ans, *Nicole Marc* n'eut jamais d'autre maladie qu'un peu de faiblesse dans les dix derniers jours de sa vie. Détail curieux, elle possédait encore toutes ses dents, à l'exception d'une seule qu'elle avait perdue cinq ans avant sa mort en cassant une noix fort dure (1).

Vers la même époque les feuilles anglaises citaient le cas de *Patrice O'Neil*, vieillard âgé de 113 ans et dont la vieillesse devait être assez verte, puisqu'il venait de se remarier pour la septième fois. Cet homme s'était toujours nourri de végétaux et n'a jamais mangé de viande que dans quelques repas qu'il donnait à sa famille ; il ne buvait que de la bière. *Patrice O'Neil* est mort à 114 ans et jusqu'au jour de sa mort il marchait sans canne et sans aucun appui (2).

Nous avons parlé tout à l'heure de la présence de l'acide lactique dans les produits dérivés du lait : *Jean Bill* qui ne mangeait avec son pain que du fromage et du beurre et qui ne buvait que du petit lait et de l'eau, mais sans y ajouter aucune sorte de viande, comme le vou-

---

(1) LOTTIN. *Almanach...* 1862, p. 40. (Notes communiquées par la marquise de Colemberg.) LEJONCOURT. *Galerie...*, p. 188.

(2) *London chronicle*, nº 1. p. 8 ; *Aff. de Paris*, 1760. p. 771. *Aff. de Province*, p. 106 ; LOTTIN. *Almanach*, 1862, p. 49 ; J. RAMBOSSON. *Les lois de la vie ou l'art de prolonger ses jours*, p. 105.

drait *Metchnikof*, pour le plaisir de la neutraliser, vécut néanmoins
133 ans (1).

Jean Effingham qui vivait presque uniquement de légumes put
atteindre sa 100ᵐᵉ année sans avoir jamais éprouvé la moindre maladie. Il vécut 144 ans, et huit jours encore avant sa mort, il effectuait,
à pied un voyage de 3 milles, près de 5 kilomètres (2).

Voici maintenant de tous les végétariens celui peut-être qui s'est
rendu le plus célèbre, je veux parler de *Thomas Parr* qui vivait sous
le roi d'Angleterre Charles 1ᵉʳ. Ce souverain était le dixième parmi les
monarques que *Thomas Parr* avaient vu se succéder sur le trône d'Angleterre. Sa longévité extraordinaire ayant fait parler de lui dans la
ville de Londres, le roi fut curieux de connaître le plus âgé de ses
sujets. Vous savez peut-être que l'on vend dans le commerce, principalement en Angleterre, des pilules dites de *Thomas Parr*, qui auraient
le don de prolonger la vie. Quel était donc le secret de *Thomas Parr*.
Au roi d'Angleterre qui l'interrogeait précisément sur ce sujet : « Sire,
répondit-il, c'est que j'ai fait plus longtemps pénitence ». Il n'avait
vécu, en effet, que de pain grossier, de fromage, de lait, de petit lait et
de bière. A 120 ans, il s'était remarié avec une veuve et à 130 il faisait
encore tout le travail de sa maison et même il y battait le blé. Il avait
152 ans lorsqu'il vint, monté sur un âne, à la cour d'Angleterre. Là, il
fut comblé d'honneurs... et cependant, Mesdames et Messieurs, plai-
gnez le triste sort de *Thomas Parr* : il fut si royalement traité,
qu'ayant mangé et bu dans un repas de nuit plus que de coutume, il
est mort d'indigestion. Il avait 152 ans et 9 mois. Son corps repose
aujourd'hui, dédommagement tardif, parmi les sépultures royales
d'Angleterre (3).

Ce fut d'ailleurs le médecin du roi, le célèbre *Harvey* en personne,
qui fut chargé de l'autopsie du non moins célèbre vieillard. Harvey
trouva les viscères absolument sains, le cerveau un peu plus dur que
normalement, et il fit cette remarque que les cartilages des côtes
n'étaient pas encore ossifiés. On peut donc dire et c'est l'opinion de
Flourens (4), que *Thomas Parr n'est pas mort de vieillesse*, mais
bien qu'il est mort *d'accident*.

(1) Smith. *Règles pour conserver la santé par le régime* ; Pivion. *Etude sur le
régime de Pythagore*, p. 118.

(2) *Gaz. de Hambourg*, 1775. Art. de Londres. Lottin, 1874, p. 90.

(3) Consultez sur *Thomas Parr* : *Transactions philosophiques*, 1668. N° 44,
art. 4; *Collection académique*. T. II, p. 184; *Journal de Verdun*, 1722, p. 218;
Annales de province, 1757, p. 185; *M. le président Hénault*, ann. 1635, etc... etc...

(4) Flourens. *De la quantité de vie sur le globe*.

Voici enfin, d'après M. *Stanislas Champroux* (1), l'homme que l'on s'accorde à reconnaître comme étant le plus âgé de tous les macrobites *authentiques*. Ai-je besoin de vous dire qu'il était végétarien ? C'est *Pierre Zartan*, paysan de Keveresch, dans le bannat de Temesvar, qui ne vivait exclusivement que de légumes. Il est mort le 5 janvier 1724, à l'âge inouï de 185 ans.

Ce sont là, je veux bien, Mesdames et Messieurs, des exemples individuels, on pourrait même dire exceptionnels : je l'admets. Mais ne vous ai-je pas fait remarquer que cette liste de quarante noms dont je vous ai parlé contient exclusivement des centenaires, et que je n'ai volontairement commencé mes recherches qu'à partir de l'âge de 100 ans. *Diogène* n'était-il pas végétarien lui aussi, qui disait : « Si tu savais manger des choux, tu ne serais pas l'esclave des grands. » Diogène est mort à 96 ans. Or je ne vous ai parlé ni de Diogène ni de la longévité cependant fort grande de Porphyre, de Plutarque, de Newton, de Wesley, de Lamartine, de Montyon ou de Tolstoï. Ce sont là quelques noms des plus connus. Mais peut-être serez-vous encore davantage convaincus du grand nombre des centenaires végétariens, lorsque je vous aurai dit que la plupart d'entre eux sont, suivant l'heureuse expression de M. le D\u1d63 Clément Petit, des « *végétariens sans le savoir* » et que leur mort, comme leur vie d'ailleurs, passe souvent inaperçue.

Où trouve-t-on, en effet, le plus de centenaires ? D'après *Lejoncourt* (2), d'après Foissac et les autres auteurs, la presque totalité des centenaires est formée de laboureurs, de cultivateurs, de pauvres artisans, voire même de mendiants. Quelle part prépondérante peut bien être affectée au budget de la viande chez ceux qui ont recours à l'aumône pour pouvoir subsister ? Vers 1874, d'après Bertillon les vignerons de la Nièvre et les ouvriers agricoles manceaux ne mangeaient guère de la viande que deux fois par an.

Il est encore une catégorie d'individus dont je voudrais vous entretenir, car ils pratiquent le végétarisme, non plus par nécessité mais par devoir. Je veux parler des ordres religieux.

Les registres mortuaires de la Chartreuse du Mont-Dieu près de Sedan indiquent l'existence de trois moines centenaires morts à l'abbaye pendant une période d'un siècle.

A l'abbaye des Bénédictins de Croiland, en Angleterre, *Dom Turgan* meurt à 115 ans, et *Dom Clerambaut* parvient à l'âge de 148 ans. Dans

---

(1) STANISLAS CHAMPROUX. *Le vrai moyen de vivre longtemps.* Paris 1885
(2) LEJONCOURT. *Galerie des centenaires*, p. 111.

le même monastère, dans le massacre qui fut fait par les Normands, on trouve parmi les morts deux moines qui avaient plus de 100 ans.

Que pensez-vous maintenant, Mesdames et Messieurs, des misérables légumistes dont nous parlait *Oscar Commettant*, de ces « morts de faim », comme il les appelle. N'est-ce pas le cas de lui répondre avec le poète :

> Les gens que vous tuez se portent assez bien.

Il y a, vous le savez, parmi les végétariens une très forte proportion de centenaires et l'on peut conclure avec toute vraisemblance que les végétariens vivent plus longtemps que les mangeurs de viande.

Mais voici qu'une objection se dresse devant nous. Elle émane d'un statisticien célèbre, *sir Francis d'Ivernois* (1), qui vivait à Genève au début du siècle dernier. « Le grand nombre de centenaires, dit-il, ne prouve pas qu'on jouisse d'une plus grande probabilité de vie. Au contraire. » Il se flatte d'ailleurs d'avoir trouvé la cause de ce paradoxe. Ce sont les populations pauvres, dit-il, qui fournissent les centenaires. Or, dans ces populations la mortalité infantile est fort grande ; de là le grand nombre des naissances pour remplacer les pertes produites, et comme il y a plus de naissances, il y a également plus de chances de rencontrer de ces êtres rares et privilégiés qui sont les centenaires. Prenez au contraire un peuple dont la vie moyenne soit élevée (au village de Montreux, par exemple, la vie moyenne atteint 52 ans), vous n'aurez plus alors besoin de ces naissances nombreuses, et puisqu'il y aura moins de naissances, il y aura peu ou pas de centenaires. C'est ainsi, dit-il, qu'à Montreux où les naissances sont rares, on ne se souvient pas d'avoir jamais vu un seul centenaire.

Est-ce que, par hasard, les végétariens qui fournissent, nous venons de le voir, un très fort contingent de centenaires seraient victimes dans leur jeune âge d'une mortalité considérable ? Et ne faut-il pas conclure, en prenant la théorie de sir d'Ivernois à rebours, que *la vie moyenne des végétariens doit être courte puisque beaucoup d'entre eux dépassent l'âge de 100 ans*.

Quelle est donc la durée de la vie moyenne chez les peuples végétariens ?

Au dire de l'historien *Josèphe, les Esséniens* qui ne vivaient que de pain et de bouillie vivaient fort vieux et souvent dépassaient 100 ans (2), et *Lucien* nous dit que les *Chaldéens* dépassaient le siècle

---

(1) Sir Francis d'Ivernois. *Sur les centenaires et les conséquences à tirer de leur nombre plus ou moins grand.* In : *Annales d'Hygiène*, Paris 1836, t. *XV, pp.* 276, 293.

(2) *Guerre des Juifs*, liv. II, ch. II.

parce qu'ils se nourrissaient de pain d'orge (1). Pour obéir à leur religion, les Brahmanes ne mangent que des végétaux et la plupart d'entre eux atteignent l'âge de 100 ans (2), et les anciens habitants du Brésil, qui vivaient en végétariens, étaient communément aussi robustes à 100 ans que les Européens le sont à 60 (3).

Mais ces faits relatés par des historiens ou des explorateurs manquent de précision. Voici des chiffres.

Les Tartares de la province russe de Kazan ont une mortalité de 21 p. c. et les Russes de la même province ont une mortalité de 40 p.c., soit presque le double. Les conditions d'hygiène générale sont évidemment les mêmes pour ces deux populations... seulement, les Russes orthodoxes boivent ferme, tandis que les Tartares qui sont musulmans sont restés fidèles à la loi du Coran, ils sont végétariens et très sobres (4).

Le département du Lot, dit M. *Gabriel Viaud*, est le plus végétarien de tous nos départements. Il est aussi au premier rang pour la longévité (5).

Je vous ai dit que la Chartreuse du Mont-Dieu avait eu trois centenaires en l'espace d'un siècle. Voici maintenant l'âge moyen des autres religieux. Pendant la période de cinquante ans, comprise entre 1740 et 1790, 318 chartreux sont morts à l'abbaye. Les registres de l'abbaye ne donnent pour chacun d'eux que le nombre d'années de profession mais en estimant à vingt ans l'âge moyen auquel les Chartreux entraient au couvent, on arriverait à un total de 24.540 années de vie, soit une vie moyenne supérieure à 77 ans. Or, *sir d'Ivernois* lui-même cite comme absolument exceptionnel le chiffre de 52 ans de vie moyenne obtenu par les habitants de Montreux.

A en croire les statistiques, certaines sociétés végétariennes dépasseraient encore de beaucoup le chiffre de Montreux.

Lorsqu'en octobre 1897, en effet, la *Vegetarian Society* célébrait son jubilé, on fit l'énumération des sociétaires morts au cours de l'année précédente : deux sociétaires étaient morts à l'âge de 85 ans; un autre à 91 ans; un quatrième à 92 ans. Aucun sociétaire n'était mort avant l'âge de 70 ans (6) : la vie moyenne était donc supérieure à ce chiffre, soit encore environ 20 ans de plus qu'à Montreux. A la société Végétarienne de Manchester pendant une période de 10 ans il

---

(1) Lucien. *De Macrobiis* ; Lottin. *Almanach des centenaires.* (Préface, p. XV).

(2) Hufeland. *Art de prolonger la vie*, p. 206.

(3) Bagard. *Recherches et observations sur la durée de la vie humaine*, 1754.

(4) Gabriel Viaud. *Empoisonnement du protoplasme* (in *Réf. alim.* 1902).

(5) Gabriel Viaud. *La Nature et la vie. La Régénération de l'homme par le végétal*, p. IX.

(6) Émile Contet. *Le Végétarisme. Étude critique et thérapeutique.* Thèse, Paris, 1902.

est mort 61 sociétaires : la moyenne de vie fut de 71 ans. Et cependant, Mesdames et Messieurs, considérez dans quelles conditions défectueuses ces résultats sont obtenus. Ecoutez en effet M. le docteur *Degoyx* (1) : « Ne croyons pas, dit-il, ou croyons peu au végétarisme volontaire ; disons plutôt que ce n'est là qu'une fantaisie d'aimables farceurs qui essayent, au moyen d'un système provisoirement préconisé par quelques médecins de se refaire un estomac qu'ils se sont ingéniés à compromettre par différents excès. » Vous conviendrez, je pense, avec de tels chiffres, que le végétarisme est un excellent moyen de réparer l'estomac délabré ; mais songez à quels merveilleux résultats nous pourrions nous attendre si les végétariens n'avaient pas par avance cet organe détraqué.

N'avais-je pas raison, Mesdames et Messieurs, quand je vous déclarais tout à l'heure que l'observation viendrait en tout point confirmer la théorie. Non seulement on compte beaucoup de centenaires chez les végétariens ; mais ce n'est pas comme l'aurait voulu la théorie de *sir Francis d'Ivernois* au détriment de leur vie moyenne. Elle dépasse en effet, pour les différents exemples que nous avons cité une durée de 70 ans. Elle est donc de 20 ans au moins supérieure à la vie moyenne à Montreux, qui est elle même exceptionnelle. *Duvillard* en 1806 fixait à 28 ans et 9 mois la durée de la vie moyenne en France ; Bertillon en 1864 la fixait à 37 ans 1/2 et *Deparcieux* plus généreux accordait 39 ans et 8 mois. C'est ce chiffre, de DEPARCIEUX soit 40 ans environ qui fut adopté jusqu'en ces dernières années par les compagnies d'assurance sur la vie (2). Or nous arrivons à 70 ans de vie moyenne dans les collectivités végétariennes.

CONCLUSION

La diminution de l'intoxication intestinale permettra d'augmenter progressivement la vie humaine. — La vieillesse ne sera plus causée que par les poisons de désassimilation. — La longévité, en général, n'est pas due au hasard, et l'observation des règles d'hygiène et en particulier la pratique du végétarisme nous procurera une vieillesse sans infirmités et sans souffrances qui sera pour nous la période la plus heureuse de la vie.

Plus que jamais la vieillesse nous apparaît donc bien telle que la concevait *Metchnikof* c'est-à-dire comme *une intoxication, que l'on*

(1) Dr DEGOYX. *Hygiène de la table.*
(2) Voir Tables de mortalité du comité des compagnies d'assurances à primes

peut restreindre au minimum par l'emploi d'un régime alimentaire bien étudié. Le régime idéal à ce point de vue c'est le régime végétarien.

Serait-il donc absurde de supposer avec *Condorcet* « qu'il doit arriver un temps où la mort ne serait plus que l'effet ou d'accidents extraordinaires ou la destruction de plus en plus lente des forces vitales ; et qu'enfin la durée de l'intervalle moyen entre la naissance et cette destruction n'a d'elle-même aucun temps assignable. »

Il ne s'ensuit pas cependant que l'homme ne doive jamais mourir. « Des causes de la longévité, dit le Dr *Legoyx* les unes sont personnelles et en quelque sorte volontaires ; les autres impersonnelles et dues à certaines circonstances déterminées (1). » Si le végétarien n'absorbe pas ou n'absorbe que peu de poisons ; il ne peut pas quoi qu'il fasse s'empêcher d'en fabriquer dans son organisme. Et c'est précisément pour cette cause que le végétarien se refuse à introduire dans le sien propre les poisons qui se sont développés dans l'organisme des animaux par le fait même de la vie et de la désassimilation qui en résulte.

Quoi qu'il puisse faire, l'homme ne deviendra donc pas immortel : la fontaine de Jouvence restera toujours un mythe alléchant mais n'en sera pas moins un mythe.

Abandonnons de bon cœur cette théorie qui voudrait faire des centenaires *de véritables gros lots dans la loterie de la vie humaine* et où le nombre de lots serait proportionnel à celui des billets. La longévité ne fait pas comme on l'a dit « les délices de ceux qui la méritent le moins (2) » et les vieillards ne sont pas « des êtres singuliers que la mort a épargnés (3). » Non, mille fois non, et malgré les quelques exceptions que l'on pourra trouver, il faut accorder à l'homme une certaine part de mérite personnel et de responsabilité dans la durée de sa vie.

Chevreul ne disait-il pas à ceux qui le félicitaient à l'occasion de son quatre-vingt-dix-huitième anniversaire : «Dans cette occasion, ce qui me touche surtout, c'est que je puis vous confier tout le secret de ma longévité : elle est due à la modération de mes goûts. »

« *Cornaro* est le type, et restera l'éternel encouragement de cette

fixes sur la vie (Compagnie d'assurances Générales, Nationale et Phénix), Paris, Gauthier-Villars, 1895, in-8°.

(1) Dr Legoyx. *Les Centenaires* in *Gazette hebdomadaire de Médecine*, Paris, 1880.

(2) Jean Finot. *La Philosophie de la longévité*, p. 43.

(3) Diderot.

légion de souffreteux qui suppléent, et au delà, à l'insuffisance de leurs ressources organiques en les économisant. » (*Fonssagrives*.)

Si la recherche de la longévité n'avait pour unique résultat que la prolongation d'une période de souffrances, nous pourrions alors nous demander avec certains : « *La vie* vaut-elle la peine d'être vécue. » Faut-il avec *Schopenhauer*, appeler *la mort* au secours de la misère? « L'excès de la vieillesse, a dit *Mme de Sévigné* est affreux et humiliant. » Ne pouvons-nous pas répondre à cette grande dame qu'il existe des vieillards heureux. « Les vieillards heureux sont ceux qui s'éteignent dans la pleine possession de leurs facultés et qui ne sont pas morts à la vie extérieure avant d'être retranchés du monde. » N'est-ce pas ainsi qu'ont vécu les quelques centenaires végétariens dont je vous ai esquissé la vie, *Nicole Marc, Patrice O'Neil, Jean Effingham ou Thomas Parr* ; et n'auraient-ils pas pu dire comme *Buffon* à l'âge de 70 ans que « *la vieillesse est un préjugé.* » N'ont-ils pas un peu réalisé la vieillesse idéale, sans souffrances et sans tares, rêvée par *Metchnikof* pour l'humanité future; n'ont-ils pas réalisé l'idéal d'*Horace* : « *Mens sana in corpore sano.* » A cette double condition, la santé du corps et de l'esprit, la vieillesse est peut-être la période la plus heureuse de la vie, puisque grâce à son expérience le vieillard peut jouir de ce plaisir suprême : faire le bien et le répandre autour de soi. C'est pourquoi *Cicéron*, en des pages célèbres, a chanté les charmes de la vieillesse; et c'est aussi pourquoi les magistrats de Lacédémone se levèrent un jour, en signe de respect, lorsqu'un vieillard pénétra parmi eux.

Et d'ailleurs ne serez-vous pas encouragés, dans cette recherche de la longévité par la perspective de transmettre à vos descendants une vie pleine de promesses? Les trois petits-fils de Thomas Parr ont vécu centenaires et Pierre Zartan lorsqu'il mourut à 185 ans laissait un fils de 155 ans et un autre de 97 ! (1)

Si votre indifférence vous faisait négliger le soin de vous-même et de votre propre santé, tout au moins ne refuserez-vous pas que le régime végétarien soit le régime de vos enfants. Puissent-ils un jour vous en remercier en termes aussi éloquents que le fit *Lamartine!*

Une jeunesse saine, a dit Plutarque, peut seule procurer une verte vieillesse.

Le végétarisme n'est donc pas seulement, une « innocente marotte. » J'espère vous avoir démontré qu'il vaut à lui seul bien des panacées et bien des élixirs de longue vie.

(1) Prosper Lucas. *Hérédité naturelle.*

> C'est au printemps qu'on sème, on recueille en automne
> Mais le champ ne produit que les biens qu'on lui donne.

C'est pourquoi la sereine vieillesse que procure le végétarisme, qui est un peu celle rêvée par *Metchnikof* et qui est aussi celle que je vous souhaite :

> Comme un long jour d'été finit par un beau soir.

APPENDICE

Liste de quelques centenaires végétariens
relevée dans différents ouvrages sur les centenaires.

Galien cite un laboureur de sa connaissance qui, à 100 ans, ne se nourrissait presque que de lait de chèvre dans lequel il mettait tantôt de la mie de pain, tantôt un peu de miel et où quelquefois il faisait cuire des sommités de thym. (GALIEN, *De Sanitate tuenda*, lib. V. cap. 4. MACKENSIE, p. 179. LOTTIN, Almanach... 1767, p. 5.)

Le philosophe grec Démocrite d'Abdère vécut 100 ans. Son régime était de manger du miel et de se frotter le corps d'huile. Lucien le fait mourir à 104 ans. (*De Macrobiis.*)

En 1761 on signalait à Boulogne-sur-Mer l'existence d'une veuve de matelot, Jeanne Fruitier, âgée de 100 ans, qui ne se nourrissait que de pain demi-blanc qu'elle trempait dans un peu de thé. (LOTTIN, Almanach... 1862, p. 12.)

Une autre végétarienne, Mme David, mourut à Comines, également centenaire, âgée exactement de 100 ans et 9 mois. (*Le National*, 12 oct. 1895, cité in *Réf. alim.*, nov. 1899.)

Le journal *La Réforme alimentaire* du mois d'octobre 1899 nous apprend qu'un végétarien, Goddard Ezekiel, Dodje Diamond, a entrepris à l'âge de 103 ans le voyage de San-Francisco à New-York

En 1771 existait à Morpeth, dans le comté de Northumberland, une femme âgée de 104 ans. Elle jouissait d'une bonne santé. Sa nourriture ordinaire était du pain avec de la petite bière qu'elle brassait elle-même. (*Gaz. de France*, 18 nov. 1771. LOTTIN, Almanach, 1772, p. 19.)

A 104 ans également mourait en janvier 1842, à Ruesne, dans la Flandre française, la veuve Petit, née Dupire. On fit remarquer à sa mort que cette femme, d'une sobriété extraordinaire, n'avait jamais mangé de viande dans sa longue carrière.

Fodéré, le célèbre médecin-légiste, rapporte avoir assisté à l'administration des derniers sacrements reçus par un homme de 105 ans, assis sur son lit et encore plein de sens. Ils étaient conférés par le chapelain, un vieillard âgé lui-même de 80 ans, du hameau de la Vairola, au pied de la Roche-Molon. Ces deux vieillards vénérables n'avaient vécu en grande partie que de pain grossier, de lait et de farine d'orge. (FOISSAC, *De la longévité humaine*, p. 476.)

La revue *Good Health* d'avril 1904 cite William Gifford, de Memphis, qui vient de célébrer son cent-cinquième anniversaire.

Un laboureur, à Fontaine-Notre-Dame, meurt âgé de 105 ans. Il avait jusqu'au dernier moment gardé son appétit et son bon sens, et déjeunait à cet âge, comme à 30 ans, d'une livre de gros pain et d'un verre d'eau. (*Aff. de Paris*, 1762, p. 240. *Aff. de Province*, 1762. p. 487. LOTTIN, Almanach, 1764. p. 40.)

Apollonius de Thiane qui suivit le régime de Pythagore atteignit l'âge de 106 ans.

Théophraste, disciple de Platon, disait que l'excès de nourriture animale aura pour résultat d'alourdir l'esprit et de le pousser au paroxysme de la folie. Théophraste joignit sans doute l'exemple au précepte et vécut jusque l'âge de 107 ans. (TANNEGUY DE WOGAN, *La Vie à bon marché*, p. 36.)

En 1771, à Maiziharu, dans le Palatinat, meurt à l'âge de 107 ans une femme nommée Lauterbach, journalière de profession ; jamais elle n'avait été malade. Elle prenait pour nourriture ordinaire du pain et des pommes de terre et ne buvait que de l'eau. (*Gaz. de France*. 13 mai 1771. LOTTIN, Almanach, 1772, p. 24.)

D'après Lucien, Gorgias de Leontium, rhéteur et orateur grec, mourut à 108 ans. A ceux qui le questionnaient sur la manière dont il était parvenu à un âge aussi avancé, il avait pour habitude de répondre : « C'est en vivant chez moi, sans fréquenter les bonnes tables. »

A Bautz, près Saint-Béat, une demoiselle Besson jouissait en 1753 de la meilleure santé et travaillait encore avec autant de vigueur que 30 ans auparavant. Elle était alors âgée de 108 ans. Elle n'avait jamais fait usage de vin ni de viande. Sa nourriture fut toujours du pain, du lait et de l'eau. (*Aff. de Province*, p. 32. LOTTIN, Almanach, p. 60.)

Au mois d'octobre 1878 un rabbin juif, Hirsch Guttmann, mourut à Gross-Strélitz à l'âge de 108 ans. Ce rabbin était végétarien depuis l'âge de 60 ans. Il fut présenté à l'empereur d'Allemagne qui, après une longue conversation avec le vieux rabbin, reçut respectueusement sa bénédiction. (Mme ALGERNON KINGSFORD, *De l'alimentation végétale de l'homme*. Thèse, Paris 1880.)

Le capitaine J.-E.-D. Diamond, actuellement âgé de plus de

108 ans vit en végétarien strict et n'a jamais pris de thé, de café, de stimulants ou d'alcool et n'a jamais connu non plus le goût du tabac (*Le Vulgarisateur et Messager de l'hygiéne*, mars 1905.)

Le 17 juin 1767, Jean Suspany meurt à Montégut, âgé de 109 ans, ayant vu sa quatrième génération. Il menait une vie sobre et laborieuse et ne prenait guère d'autre nourriture que des gâteaux cuits sous la cendre. (*Courrier d'Avignon*, 31 juill 1767. LOTTIN, Almanach 1768, p. 48.)

Nicole Marc meurt à 110 ans. (Voyez plus haut.)

En 1767, au château de Grechtlet, près de Vienne, meurt une servante, âgée de 110 ans. Elle n'avait jamais été malade excepté les trois derniers jours de sa vie. La nourriture qu'elle aimait le mieux était du pain bis, cuit dans du petit lait. Elle avait un dégoût naturel pour toutes sortes de viandes et n'en mangeait que très rarement. (*Gazette de France*, 16 octobre 1767, LOTTIN, Almanach 1768, p. 49.)

Ambroise Jantet meurt le 23 mai 1751, dans sa 112ᵐᵉ année. Il ne mangeait que du pain d'orge sans levain et n'usait que d'eau et de petit lait pour boisson. (*Journal de Verdun*, p. 80. *Gazette de France*, 12 juin 1871. LOTTIN, Almanach, p. 74. LEJONCOURT, *Galerie*, p. 177.)

Antoine Seniffe, laboureur du village du Puy, meurt âgé de 111 ans, Il labourait encore quinze jours avant sa mort. Il se nourrissait le plus ordinairement de châtaignes et de blé sarrazin, il n'avait jamais été ni saigné, ni purgé. (*Gazette de France*, 25 septembre 1769. LOTTIN, Almanach 1770, p. 16.)

Un paysan de la paroisse de Saint-Jarry de Chalais, en Périgord, meurt âgé de 112 ans. Il ne se nourrissait que de blé sarrazin, de chataignes, ne buvait que de l'eau. (*A. de Paris*, p. 606. *A. de Paris*, p. 156. LOTTIN, Almanach, p. 77.

Sénèque, le philosophe de Cordoue, aurait vécu vécu 114 ans. LOTTIN 1768, p. 56. BOITET, p 403.

Patrice O'Neil meurt également à 114 ans. (Voyez plus haut.)

En juin 1856, une vieille femme mourait à 117 ans à la ferme de Goulaw, en Irlande. Elle ne mangeait que du pain de gruau. (BONNEJOY. *Le Végétarisme et le Régime végétarien rationnel*, p. 100.)

Le Petit Journal du 10 mars 1881 contient une lettre du maire de Luzy (Nièvre), fournissant des renseignements sur Mᵐᵉ Georges, arrivée à sa 118ᵐᵉ année. « Ce qui pourrait paraître étonnant à certaines personnes, dit-il, c'est que cette dame a une telle répugnance pour le vin et la viande, qu'elle n'en a jamais mangé. (BONNEJOY, ibidem.)

Jean Bill meurt à 123 ans. (Voyez plus haut.)

Le patriarche Charles Jacques, dit Jacob, né le 10 octobre 1669 à Saint-Sarbin, vécut en ermite dans les montagnes du Jura et mourut à 125 ans à Saint-Julien, arrondissement de Lons de Saulnier (LEJONCOURT, *Galerie des centenaires*).

Jean Baile parvint à l'âge de 128 ans. Il ne mangeait la plupart du temps que du pain et du fromage et ne buvait que de l'eau ou de la petite bière et du lait. (SMITH, *Règles pour conserver la santé par le régime*. PIVION, *Etude sur le régime de Pythagore*, p. 118.)

La Réforme alimentaire nous apprend qu'il est mort à Trabuncura, au Chili, un indigène âgé de 129 ans. Il ne mangeait jamais de viande, ne prenait jamais d'alcool et vivait très sobrement.

De même le journal anglais *the Vegetarian* du 14 janvier 1899 relate la mort d'une négresse, nommée Alexandrina, âgée de 132 ans.

Un villageois autrichien, près de Saffy, meurt à l'âge de 133 ans, n'ayant jamais bu que de l'eau et n'ayant subsisté que du travail de ses mains. (Etrennes mignonnes, 1757. LOTTIN, Almanach, p. 110.)

Jean Causeur, mort à 137 ans, ne faisait guère usage que de laitage. (MAX LEGRAND. *Peut-on reculer les bornes de la vie? Un. médic.* 1859.)

Jean Effingham meurt à 144 ans. (Voyez plus haut.)

En 1705 meurt à une lieu de Saint-Cloud point culminant des montagnes du Jura un ermite, âgé de 145 ans. (*Journal de Verdun*, p. 237.)

Osman bey, qui se présenta un jour devant Mehemet Ali Pacha, était un pauvre paysan albanais. Il déclara avoir plus de 145 ans et produisit des témoignages irréfutables à l'appui. Interrogé sur sa manière de vivre il déclara qu'il mangeait très sobrement et n'avait jamais goûté de vin ou autre liqueur alcoolique. (Spagnolo. Hygiène de la longévité en général... Union médicale d'Orient. VI, n° 5. Constantinople, 1879.)

Jean d'Outrego, pauvre laboureur de Fésignane en Galice, meurt en 1726, à l'âge de 147 ans. Sa nourriture ordinaire était du pain de blé de Turquie, de choux cuits et quelques fois une bouillie composée de lait et de blé de Turquie (ce qu'on nomme *Gaudes* dans plusieurs provinces de France et *Polenta* en Italie). (Dr FEIJOO, *Théâtre critique*.)

Thomas Parr meurt à 152 ans. (Voyez plus haut.)

Si le cas de Thomas Parr est le plus célèbre et le plus universellement connu, ce n'est pas cependant le plus extraordinaire. En juin 1838, mourut à Saint-Béat, dans la Haute-Garonne, une nommée Marie Priou, âgée de 158 ans. Pendant les dix dernières années de sa vie, elle vécut uniquement de fromage et de lait de chèvre. (LEJONCOURT. *Galerie*, p. 105. BONNEJOY. *Le végétarisme...*, p. 100.)

Pierre Zartan meurt à 185 ans. (Voyez plus haut.)

Les cartulaires et les registres mortuaires de différentes abbayes contiennent en outre les noms de très nombreux moines centenaires. Nous les laissons volontairement de côté ainsi que tous ceux des anachorètes et des ermites de la Thébaïde.

Publications de la Société Végétarienne de France.

	(*)	
Examen scientifique du **Végétarisme**, par J. LEFÈVRE de la S. V. de F . . . . fr.	2 50	2 00
La Philosophie de l'Alimentation. Exposé de faits d'expérience. Preuves d'ordre anatomique, chimique, médical et moral, par le Dr JULES GRAND, président de la S. V. de F.	1 25	1 00
La Réforme de l'Alimentation. Exposé sommaire du végétarisme : I. Ses bases scientifiques, par le Dr V. de la S. V. de F.	0 50	0 40
La Réforme de l'Alimentation. Exposé sommaire du végétarisme : II. Ses avantages au point de vue moral, économique et social, par un membre de la S. V. de F. . . .	0 60	0 50
Le Régime végétarien considéré comme source d'énergie, par le Dr PASCAULT de la S. V. de F.	0 40	0 30
L'Hygiène alimentaire chez les arthritiques, par le Dr PASCAULT, de la S. V. de F.	Edition épuisée.	
Ration et Régime alimentaire de l'arthritique, par le Dr PASCAULT, de la S. V. de F.	1 50	1 25
Du Traitement alimentaire du diabète par le régime végétarien, par le D^r ERN. NYSSENS	0 40	0 30
Le Nervosisme Moderne, par M. Albéric DESWARTE. . .	Edition épuisée.	
L'Alimentation des Touristes, par le Dr E. NYSSENS. . . .	Edition épuisée.	
La Table du Végétarien. Choix, préparation et usage rationnels des aliments (850 recettes), par CARLOTTO SCHULZ (2e édition.)	3 60	3 10
Les Tendances idéales du Végétarisme, par M. le prof. HOFFMANN	0 50	0 40
Les Moralistes et le Régime végétarien, par Mme H. DE PAPE.	0 40	0 30
Contribution à l'Etude des plantes alimentaires, par M. MAURICE LARGERIS	Edition épuisée.	
Discours et Toasts. Congrès intern^l. végétarien de Paris, 1900.	0 40	20
Liste des Sociétés végétariennes, des Etablissements et Restaurants végétariens (1900)	Edition épuisée.	

AUTRES PUBLICATIONS VÉGÉTARIENNES

Le Végétarisme et le Régime végétarien rationnel. par le Dr BONNEJOY	Edition épuisée.	
La Cuisine végétarienne, par le Dr BONNEJOY	Edition épuisée.	
L'Hygiène alimentaire, par M. FAVRICHON (1892)	4 10	3 50
La Cuisine rationnelle. Précis d'hygiène alimentaire, par le D^r ERN. NYSSENS	Edition épuisée.	
Traitement du Rhumatisme par le Végétarisme, par le Dr ALLINSON. Traduit de l'anglais par A. Thirion . . .	1 40	1 25
Du Régime alimentaire considéré au point de vue de la production d'énergie, par le Dr A. HAIG. Trad. par le Dr Ern. Nyssens	1 75	1 50

(*) Prix spéciaux pour les membres des sociétés végétariennes.

Les publications végétariennes sont expédiées *franco* sur demande adressée au *Secrétaire de la S. V. de F.* : M. MORAND, 24, *rue Charlot, Paris (IIIe)*. — Toute demande doit être accompagnée d'un mandat-poste représentant la valeur des ouvrages.

LA RÉFORME ALIMENTAIRE

Organe mensuel des Sociétés Végétariennes de France et de Belgique.

(Envoyé gratuitement aux Membres de la S. V. de F.)